MeleVe
Phuket Co., Ltd.

Michael Veuskens

Die Slow Carb Diät

Der Weg zu Ihrem Wunschgewicht
Einfach - verständlich erklärt

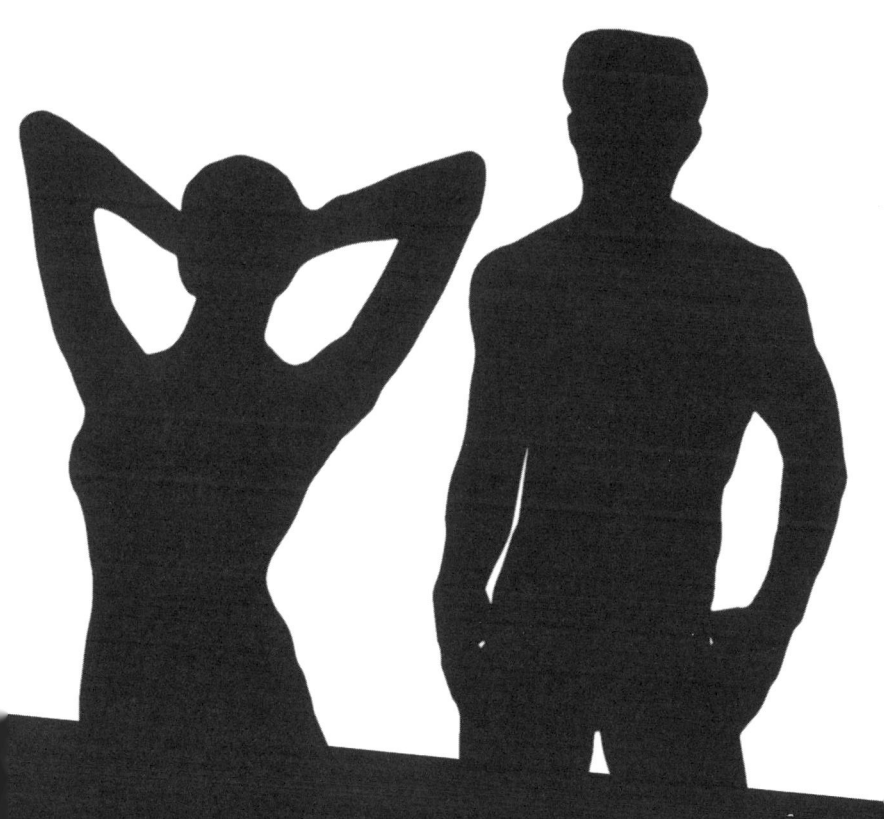

Impressum

Die Slow Carb Diät
Autor: Michael Veuskens
1. Auflage 2013
ISBN: 978-3-941808-08-9

Auch erhältlich als E-Book im Kindle-Format bei Amazon:
www.amazon.de
ASIN: B00A82BQ0S

Erschienen im:

www.alster-verlag-hamburg.de

Inhaltsverzeichnis

Vorwort

Es gibt viele Diäten, die mehr oder weniger gut funktionieren. Die Diät, mit der Sie auch langfristig erfolgreich sein können, möchte ich Ihnen hier vorstellen: die Slow Carb Diät. Dabei gehe ich auf die Wirkungsweise, Vorteile und Nebenwirkungen dieser Diät ein.

Die Slow Carb Diät wurde durch Timothy (Tim) Ferriss und sein Buch *The 4-Hour Body* (deutscher Titel: Der 4 Stunden Körper) populär gemacht. In Deutschland macht Detlef D! Soost Werbung für das *10 Weeks Body Change Programm*, welches die Slow Carb Diät als Grundlage hat.

Wenn ich in diesem Buch von *Diät* spreche, meine ich damit *Ernährungsweise*, also eine Ernährungsumstellung und nicht eine Art von *Fasten* oder *Hungern*.

Vorweg ein paar Merkmale der Slow Carb Diät:

- Sie dürfen essen, bis Sie satt sind, müssen also nicht hungern.

- Sie brauchen keine Kalorien zu zählen oder ein Punktesystem zu beachten.

- Sie brauchen sich nicht an bestimmte Essenszeiten zu halten.

- An sechs Tagen der Woche dürfen Sie nur bestimmte Lebensmittel essen.

- An einem Tag der Woche, am Belohnungstag, dürfen Sie essen, was Sie möchten.

Wie die Diät genau funktioniert, wie die Ernährung aussieht und was Sie an den sechs Tagen essen dürfen, erfahren Sie in diesem Buch.

Die Tools, die in diesem Buch erwähnt werden, finden Sie auf: www.kilokegeln.de/DasSlowCarbBuch

Die Videos und weiterführende Links, finden Sie auf: www.meteve-phuket.com/DasSlowCarbBuch

Wichtige Hinweise

Für gesunde Menschen ist die Slow Carb Diät völlig unbedenklich und ohne medizinische Probleme durchzuführen. Menschen mit Stoffwechselstörungen, Organschäden oder anderen gesundheitlichen Problemen sollten den Rat eines Arztes hinzuziehen. Für Schwangere, Vegetarier und Veganer ist diese Diät nicht geeignet.

1. Vorbereitung

Messen und wiegen

Bevor Sie mit der Slow Carb Diät beginnen, sollten Sie sich buchstäblich ein Bild von sich machen, nämlich ein Foto. Es ist wichtig, dass Sie später auch Ihre Erfolge sehen. Da Sie sich vermutlich täglich im Spiegel betrachten, bemerken Sie womöglich nicht, wie viel Sie eigentlich schon abgenommen haben, bzw. wie sich Ihre Erscheinung schon zum Positiven verändert hat.

Fotografieren Sie sich deshalb am besten von vorne und von der Seite, bevorzugt in Unterwäsche oder Badebekleidung. Machen Sie alle 2-4 Wochen weitere Fotos in gleicher Kleidung und Position. So sehen Sie den Erfolg und sind motiviert die Diät weiter fortzuführen.

Wiegen Sie sich einmal pro Woche und notieren Ihr Gewicht. Der beste Tag zum Wiegen ist der Morgen am Belohnungstag. Achten Sie darauf, dass die Waage auf einem festen Untergrund steht (Fliesen). Ein weicher Untergrund wie ein Teppich verfälscht das Ergebnis. Benutzen Sie immer dieselbe Waage, da unterschiedliche Waagen unterschiedliche Ergebnisse liefern können. Haben Sie eine Waage, die Ihnen Ihren Körperfettanteil anzeigt, vertrauen Sie **nicht** auf diese Zahlen. Diese Messwerte sind zu ungenau. Sie können damit bestenfalls eine Tendenz feststellen, sie zeigen aber zu 99% nicht Ihren tatsächlichen Körperfettanteil an.

Messen Sie Ihren Körperumfang an drei verschieden Stellen und notieren Sie sich die Ergebnisse.

1. Messpunkt:
Am Bauch direkt über dem Bauchnabel.

2. Messpunkt:
Die dickste Stelle um den Po herum.

3. Messpunkt:
Die dickste Stelle am rechten Oberschenkel.

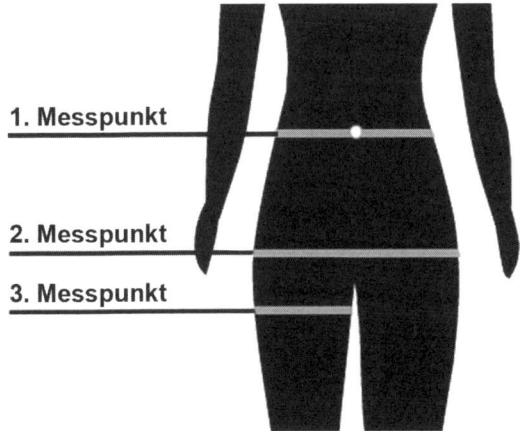

Um Ihre Fortschritte festzuhalten, können Sie das Offline-Erfolgstool für Microsoft Office oder Open Office hier herunterladen:

www.kilokegeln.de/DasSlowCarbBuch

Was Frauen beachten sollten

Manche Frauen neigen dazu, ca. 10 Tage vor ihrer Periode Wasser einzulagern. Diese Wassereinlagerungen haben einen negativen Effekt für das Ergebnis auf der Waage und können sehr frustrierend sein. Machen Sie sich keine Sorgen, diese Wassereinlagerungen verschwinden nach der Periode wieder. In dieser Zeit ist eine Gewichtszunahme von bis zu 2 kg möglich, ignorieren Sie diese Schwankungen und konzentrieren Sie sich weiter auf die Ernährung. Langfristig werden Sie Erfolg haben.

BMI - Der Body Mass Index

Der BMI wurde ursprünglich von einer Lebensversicherung erfunden, um Menschen in verschiedene „Risikogruppen" aufteilen zu können. Dabei wird mit einer Formel aus Körpergewicht und Körpergröße ein Wert errechnet, der Aufschluss auf den Fettanteil eines Menschen geben soll.

$$BMI = \frac{m}{l^2}$$

Dabei steht m für das Körpergewicht in kg und l für die Körpergröße in Meter.

Beispiel:

$$BMI = \frac{m}{l^2} = \frac{85 \text{ kg}}{(1,80\text{m})^2} = \frac{85 \text{ kg}}{3,24\text{m}^2} = 26,23 \frac{\text{kg}}{\text{m}^2}$$

Je höher der Wert ist, desto höher ist der Fettanteil. Dadurch erhöht sich auch das Risiko für Herz-Kreislauf Erkrankungen und Gelenkprobleme, was zu höheren Versicherungsbeiträgen führen kann.

Ein BMI zwischen 18,5 und 25 gilt als normal, ein BMI oberhalb 25 weist auf Übergewicht oder eine mögliche Fettleibigkeit hin. Dabei gibt es aber ein Problem. Nehmen wir an, ein Mann ist 1,85 m groß und wiegt 110 kg. Dieser Mann hätte einen BMI von ca. 32 und wäre laut Tabelle der WHO schon fettleibig. Aber ist dieser Mann wirklich fettleibig? Wir wissen es nicht. Handelt es sich bei diesem Mann um einen professionellen Bodybuilder, ist sein hohes Körpergewicht und somit sein hoher BMI-Wert ausschließlich auf seine Muskelmasse zurückzuführen. Ist der Mann ein Bürokaufmann, der sich auch in seiner Freizeit nicht sportlich betätigt, ist es sehr wahrscheinlich, dass sein hohes Körpergewicht durch zu viel Fett zustande zustandegekommen ist.

Wie Sie sehen, können wir dem BMI-Wert nicht blind vertrauen, aber für den Otto-Normalverbraucher ist dieser Wert ein guter Anhaltspunkt, nach dem sich die meisten von uns richten können.

Berechnen Sie jetzt Ihren persönlichen BMI und notieren Sie ihn sich. Dazu können Sie auch das Offline-Erfolgstool benutzen.

Zielsetzung

Bevor Sie mit der Diät anfangen, setzen Sie sich ein Ziel. Viele Diäten versprechen, dass man 10 kg in einem Monat abnehmen kann, oder 20 kg in 10 Wochen. Es stimmt, **man** kann, aber sind Sie *man*?

Wichtig ist, dass Sie sich Ziele setzen, die für Sie auch erreichbar sind. Dabei sollten Sie sich zwei Ziele vornehmen, das Endziel und die Etappenziele.

Das Endziel entspricht Ihrem Wunschgewicht, welches Sie erreichen möchten. Setzen Sie sich für dieses Endziel kein Zeitlimit. Betrachten Sie den Weg zum Wunschgewicht als einen Spaziergang, bei dem Sie auch mal stehen bleiben und eine Pause machen und Sie nicht wissen, wie lange dieser Spaziergang dauert.

Ein Etappenziel ist das Gewicht, welches Sie innerhalb von einem Monat realistisch erreichen können. Auf unserem Spaziergang ist das Etappenziel unsere nächste Sitzbank. Je länger Sie auf unserem Spaziergang unterwegs sind, desto kleiner wird die Sitzbank. Das heißt, Sie nehmen jeden Monat weniger ab als im Monat zuvor.

Es gibt leider keine genauen Werte, wie viel jeder Einzelne im Monat oder in der Woche abnehmen kann. Dazu sind die Menschen einfach zu unterschiedlich. Bei dem einen geht es schneller, bei dem anderen langsamer.

Bei einem BMI von 30 oder mehr ist eine Abnahme von 6 kg pro Monat realistisch. Ist Ihr Wert unter 30 oder unterschreiten Sie während der Diät die 30er Marke, sinkt auch der Wert, den Sie realistisch abnehmen können.

Ein Etappenziel festlegen

Anhand dieser Tabelle können Sie ablesen, wie viel Abnahme für Sie realistisch ist.

BMI	kg pro Monat
über 30	6 kg
28-30	4 kg
26-28	3 kg
24-26	2 kg
23-24	1 kg
22-23	unter 1 kg

Diese Werte sind sehr theoretisch und können von Person zu Person sehr schwanken. Passen Sie Ihr Etappenziel individuell an Ihren Erfolg an. Beachten Sie bitte auch, dass Sie in den ersten Wochen am meisten abnehmen und dass es auch zu einem Gewichtsstillstand kommen kann, bevor es wieder weiter nach unten geht.

Mit kleinen Schritten werden auch Sie Ihr Ziel erreichen. Gewichtsabnahmen von 2-3 kg pro Woche sind zwar durchaus möglich, halten Sie Ihre Zwischenziele dennoch niedrig, um Frust vorzubeugen. Die Freude ist um so größer, wenn Sie Ihr Zwischenziel übertroffen haben.

2. Die Slow Carb Diät

Ernährung

Slow Carb steht für langsame Kohlenhydrate. Slow = langsam, Carb (Carbohydrates) = Kohlenhydrate. Die Slow Carb Diät basiert also auf einer Ernährung, bei der auf langsame Kohlenhydrate Wert gelegt wird, und ist eine Weiterentwicklung der Low Carb Diät, bei der möglichst auf Kohlenhydrate verzichtet wird.

Was sind langsame bzw. schnelle Kohlenhydrate?

Schnelle Kohlenhydrate sind vor allem in Zucker (Glukose, Saccharose) enthalten. Der Zucker wird schnell vom Körper aufgenommen und lässt den Blutzuckerspiegel ansteigen. Der wiederum veranlasst unseren Körper, Insulin auszuschütten. Letzteres verhindert die Fettverbrennung. Ziel ist es also den Insulinspiegel möglichst niedrig zu halten, um unser Fett zu verbrennen. (Dazu später mehr)

Laktose (Milchzucker) und Fruktose (Fruchtzucker) haben zwar weniger großen Einfluss auf den Blutzuckerspiegel, aber vor allem die Fruktose kann von unserem Körper nur schlecht verwertet werden und landet daher schnell als Fettreserve auf unseren Hüften. Im Kapitel *Zucker: Die bittere Wahrheit* gehe ich gezielt auf die negativen Eigenschaften von Fruktose ein.

Langsame Kohlenhydrate sind vor allem in Gemüse und Hülsenfrüchten enthalten. Bei diesen Lebensmitteln hat der Körper mehr zu tun und der Blutzuckerspiegel steigt nicht so hoch an wie bei den schnellen Kohlenhydraten. Folglich steigt auch nicht der Insulinspiegel und unser Körper kann Fett verbrennen.

Eiweiß versorgt unseren Körper mit Energie, fördert den Aufbau und den Erhalt von Muskelmasse und spielt eine entscheidende Rolle bei der Fettverbrennung.

Fett, das wir essen, ist nicht unser Feind. Das Fett auf unseren Hüften ist unser Feind. Butter und Öle, die wir zum Kochen verwenden, schaden unserer Diät nicht.

Sie dürfen also alles zu sich nehmen, was keine schnellen Kohlenhydrate enthält.

Erlaubte Lebensmittel

Die erlaubten Lebensmittel sind so ausgesucht, dass sie den Blutzuckerspiegel und den Insulinspiegel möglichst wenig beeinflussen. Wenn Sie nicht sicher sind, ob Sie ein bestimmtes Lebensmittel essen dürfen oder nicht, überprüfen Sie es im Quickchecker auf www.kilokegeln.de/DasSlowCarbBuch. Im Zweifel verzichten Sie besser.

Folgende Lebensmittel dürfen Sie essen:

- **Gemüse** wie Blumenkohl, Grünkohl, Rotkohl, Rosenkohl, Weißkohl, Kohlrabi, Radieschen, Brokkoli, Gurken, Zwiebeln, Lauch, Karotten, Paprika, Pilze, Sauerkraut, Salat, Sellerie, Spargel, Spinat, Tomaten ... dürfen Sie nach Lust und Laune essen. Achten Sie aber darauf, dass Sie die eiweißhaltige Nahrung nicht vernachlässigen.

- **Fleisch** sollte im Mittelpunkt der meisten Mahlzeiten stehen, um den Eiweißbedarf zu decken. Alle Fleischsorten wie Geflügel, Lamm, Rind, Schwein und Wild sind erlaubt, auch Wurst und Würstchen. Der in Wurst verarbeitete Zucker kann vernachlässigt werden, solange er unter einem Anteil von 3% bleibt. Auf Frikadellen sollten Sie allerdings verzichten, wenn diese mit Brot oder Paniermehl zubereitet wurden, Gleiches gilt für panierte Schnitzel etc. Achten Sie bei mariniertem Fleisch auf den Zuckergehalt. Verzichten Sie besser auf fertig eingelegtes Fleisch und legen Ihr Fleisch selber in zuckerfreier Marinade ein.

- **Fisch und Schalentiere** können Sie anstelle von Fleisch in Ihre Gerichte einbauen. Dazu zählen Lachs, Forelle, Thunfisch, Makrele, Heilbutt, Hering, Scholle, Sardinen… und Hummer, Garnelen, Krabben und Muscheln. Auf panierten Fisch, wie zum Beispiel Fischstäbchen, sollten Sie verzichten.

- **Eier** sind gut für den Start in den Tag. 2-3 Eier zum Frühstück, als Rührei, Spiegelei oder Eiersalat halten Sie bis zum Mittag satt. Eier sind ein wichtiger Bestandteil dieser Diät und helfen Ihnen beim Abnehmen.

- **Hülsenfrüchte** wie Erbsen, Kichererbsen, Bohnen, Kidneybohnen, Sojabohnen und Linsen haben einen hohen Eiweißgehalt, viele Ballaststoffe und liefern langsame Kohlenhydrate. Hülsenfrüchte haben außerdem einen positiven Effekt auf den Stoffwechsel. Versuchen Sie täglich eine Portion Hülsenfrüchte (ca. 5 Esslöffel) in ihren Speiseplan mit einzubauen.

- **Nüsse**, maximal eine Handvoll am Tag. Dazu zählen Erdnüsse (möglichst ungesalzen), Haselnüsse, Walnüsse, Cashewnüsse, Paranüsse, Kokosnuss und Mandeln.

- **Gewürze:** Basilikum, Chili Pulver, Curry, Gewürznelke, Tabasco, Ingwer, Knoblauch, Kümmel, Oregano, Pfeffer, Essig, Salz, Senf, Thymian, Vanille, Zimt…

- **Öle und Fette:** Butter, Olivenöl, Leinöl, Sesamöl, Rapsöl…

- **Getränke:** Alle Getränke, die keine Kohlenhydrate und keinen Süßstoff enthalten, sind erlaubt. Wie beispielsweise stilles Wasser, Mineralwasser, Tee (ungesüßt) oder Kaffee (schwarz, ohne Milch und Zucker). Besonders zu empfehlen ist grüner Tee mit Zitrone und Ingwer. Diese Kombination kurbelt die Fettverbrennung an. Achten Sie beim grünen Tee darauf, ihn nicht zu lange ziehen zu lassen (ca. 3 Minuten) und kein kochendes Wasser zu verwenden. Beides macht den Tee bitter. Ein Glas trockener Rotwein oder Weißwein am Tag ist erlaubt.

Lebensmittel, die bei der Abnahme helfen:

Kaffee, grüner Tee, Zitrone, Ingwer, Zimt, Ei, Avocado, Senf

Verbotene Lebensmittel

Verboten sind alle Lebensmittel, die den Blutzuckerspiegel oder den Insulinspiegel in die Höhe treiben.

Verzichten Sie konsequent auf folgende Lebensmittel an 6 Tagen der Woche:

- **Zucker** lässt den Blutzuckerspiegel ansteigen, der wiederum veranlasst unseren Körper, Insulin auszuschütten, welches die Fettverbrennung verhindert. Daher ist Zucker die Nummer eins der verbotenen Lebensmittel.

- **Obst** enthält Fruktose, also Fruchtzucker und ist deshalb nicht erlaubt. Ausnahmen sind Zitronen und Limetten, sie sind zum Würzen und als Zugabe in Wasser oder Tee erlaubt.

- **Getreideprodukte** enthalten Stärke, welches im Körper wieder zu Zucker gespalten wird. Sie sind deshalb nicht erlaubt. Zu den Getreideprodukten gehören Brot, Haferflocken, Nudeln, Reis, Mais, auch Vollkornprodukte sind nicht erlaubt.

- **Kartoffeln** enthalten wie Getreideprodukte Stärke.

- **Milchprodukte** enthalten häufig Laktose, also Milchzucker, und sind deshalb nicht erlaubt. Obwohl z.B. Milch den Blutzuckerspiegel kaum beeinflusst, lässt Milch den Insulinspiegel ansteigen.

- **Süßstoffe und Stevia** stehen in Verdacht den Insulinspiegel ansteigen zu lassen oder appetitanregend zu wirken und sollten deshalb konsequent vermieden werden.

- **Verbotene Getränke:** Alkohol, alle zuckerhaltigen Getränke wie Cola, Limonade ..., Fruchtsäfte, Kaffee mit Milch und/oder Zucker, Getränke die Süßstoff enthalten, dazu zählen auch Diät Limonaden sowie Zero-Getränke.

Ernährungsplan

Ihre Mahlzeiten können Sie mit den erlaubten Lebensmitteln frei gestalten. Außer beim Frühstück gibt es keine festen Regeln, wann Sie die Mahlzeiten einnehmen. Mit 3-4 Mahlzeiten sollten Sie über den Tag kommen. Wenn Sie sich zu den Hauptmahlzeiten satt essen, sollten Sie zwischendurch keinen Hunger bekommen. Viele leckere Rezepte finden Sie auf:

www.kilokegeln.de/DasSlowCarbBuch

Einige Tipps, die Sie berücksichtigen sollten, um ein optimales Ergebnis zu erzielen:

1. Frühstücken Sie innerhalb der ersten halben Stunde nach dem Aufstehen eine eiweißhaltige Mahlzeit. Schaffen Sie es nicht so schnell zu frühstücken, überbrücken Sie die Zeit bis zum Frühstück mit ein paar Nüssen. Eier zum Frühstück sind für die Gewichtsabnahme förderlich.

2. Essen Sie sich satt.

3. Essen Sie nicht weiter, wenn Sie satt sind, bzw. essen Sie nichts, wenn Sie keinen Hunger haben.

4. Essen Sie nichts vor dem Schlafengehen. Die letzte Mahlzeit sollten Sie mindestens 2 Stunden zuvor eingenommen haben.

5. Das Abendessen sollte eiweißreich ausfallen, Hülsenfrüchte sollten Sie für frühere Mahlzeiten wie Frühstück und Mittagessen einplanen.

6. Trinken Sie viel. Je nach Ihrem Körpergewicht sollten Sie 2,5 bis 4 Liter kalorienfreie Flüssigkeit trinken. Um Ihre persönliche Flüssigkeitsmenge zu bestimmen, benutzen Sie den Wasser-Rechner auf www.kilokegeln.de/DasSlowCarbBuch.

Der Belohnungstag

Sie haben es geschafft 6 Tage lang in „Abstinenz" zu leben und nicht zu „sündigen"? Dann haben Sie sich eine Belohnung verdient!

An einem Tag der Woche dürfen und sollen Sie essen, was Ihr Herz begehrt und was Sie an den übrigen 6 Tagen vermisst haben.

Wann Sie sich Ihren Belohnungstag gönnen, legen Sie selbst fest. Wenn Sie einen Tag am Wochenende wählen, können Sie ohne Probleme mit Ihren Freunden feiern und den Tag in vollen Zügen genießen.

Eine Gewichtszunahme von bis zu 2 kg nach einem Belohnungstag ist nicht selten. Aber keine Angst! In den Tagen danach normalisiert sich Ihr Gewicht schnell wieder und danach geht es weiter bergab.

Der Belohnungstag sollte immer am gleichen Wochentag durchgeführt werden, z.B. Samstags. Sie können den Belohnungstag um einen, maximal zwei Tage verschieben, beispielsweise wenn Ihre Oma am Sonntag Geburtstag hat oder wenn am Freitag die Weihnachtsfeier Ihrer Firma stattfindet.

Warum ist der Belohnungstag wichtig?

Der Belohnungstag hilft Ihnen, diese Diät auch längere Zeit durchzuhalten, denn Sie wissen: Sie brauchen auf nichts zu verzichten und der nächste Belohnungstag ist nicht weit entfernt.

Vor allem Ihr Stoffwechsel profitiert vom Belohnungstag. Durch unsere Ernährung versetzen wir unseren Körper in eine Art Hungermodus. Durch die verringerte Aufnahme von Kohlenhydraten „glaubt" unser Körper, es sei Fastenzeit, und verbrennt Fett. Dieser Zustand führt auf Dauer dazu, dass unser Körper anfängt, auf Sparflamme zu schalten, und dann versucht, so wenig Kalorien wie möglich zu verbrennen. Dieser Sparmodus ist für uns kontraproduktiv und bremst den Fettabbau.

Durch den Belohnungstag signalisieren Sie Ihrem Körper: „Keine Sorge, ich bekomme genug zu essen!" Ihr Körper schaltet nicht auf Sparflamme und verbrennt weiter sein Fett.

Tipps zum Belohnungstag

Verspüren Sie in den 6 Tagen den Drang nach etwas Verbotenem, dann notieren Sie es sich und planen es für den Belohnungstag ein.

Sie befürchten, der Belohnungstag macht Ihren Erfolg zunichte? Dann übertreiben Sie nicht. Genießen Sie z.B. Ihr Frühstück mit Brötchen und Marmelade und Ihren Kaffee mit Milch und Zucker. Zu Mittag ein Nudelgericht und zu Abend Kartoffelsalat mit Würstchen. Reis, Nudeln und Kartoffeln sind an einem Belohnungstag eine sehr gute Quelle für schnelle Kohlenhydrate, die Sie an diesem Tag auf Ihrem Speiseplan berücksichtigen sollten.

Um den Belohnungstag zu optimieren, versuchen Sie an diesem Tag möglichst auf Fett zu verzichten. Legen Sie Wert auf einen hohen Kohlenhydratanteil mit einer Portion Eiweiß. Die Kombination aus schnellen Kohlenhydraten und Fett kann zu erhöhten Fetteinlagerungen führen. Auf fruktosehaltige, industriell hergestellte Produkte, sollten Sie generell versuchen zu verzichten. (Mehr dazu im Kapitel: *Zucker: Die bittere Wahrheit*)

Einmal im Monat können Sie Ihren Belohnungstag ausufern lassen und sich mit all den Süßigkeiten vollstopfen, die Sie gerne essen und auf die Sie normalerweise nur schwer verzichten können. Essen Sie davon soviel, bis Ihnen schlecht wird. Glauben Sie mir – Sie werden für einige Zeit vom Drang auf Süßes geheilt sein.

Je weiter Sie mit der Diät fortgeschritten sind und je mehr Sie schon abgenommen haben, desto wichtiger ist der Belohnungstag. Am Anfang Ihrer Diät reicht es, wenn Sie alle zwei Wochen einen Belohnungstag einlegen, wenn Sie es so lange aushalten. Haben Sie schon viel Körperfett verloren, sollten Sie den Belohnungstag einmal in der Woche nutzen.

Gewichtsstillstand

Es kann vorkommen, dass sich Ihr Gewicht zwei oder drei Wochen lang nicht wesentlich ändert. Geraten Sie nicht in Panik, wenn Sie diesen Gewichtsstillstand bei sich feststellen sollten. Das ist eine normale Reaktion des Körpers. Nach einer Zeit des Abnehmens nimmt sich der Körper eine „Pause", auch Plateau genannt, in der das Gewicht nicht weiter fällt oder sogar wieder leicht ansteigt.

Wenn Sie sich an alle Regeln halten, brauchen Sie sich keine Sorgen zu machen. Sie befinden sich weiter auf dem Weg zu Ihrem Wunschgewicht.

Sind Sie sich nicht sicher, überprüfen Sie Ihre Gewohnheiten anhand der folgenden Checkliste.

Checkliste

- Frühstücken Sie innerhalb der ersten halben Stunde nach dem Aufstehen. (Wichtig um den Stoffwechsel anzukurbeln.)

- Trinken Sie täglich mindestens die empfohlene Menge Flüssigkeit. (zum Wasserchecker: www.kilokegeln.de/DasSlowCarbBuch)

- Benutzen Sie nicht zu viel Salz. (Salz bindet viel Wasser.)

- Essen Sie morgens und abends genügend Proteine.

- Essen Sie täglich eine Portion Hülsenfrüchte (ca. 5 Esslöffel).

- Essen Sie sich satt.

- Essen Sie nichts, wenn Sie keinen Hunger haben.

- Essen Sie nichts mehr, wenn Sie satt sind.

- Essen Sie nicht zu wenig, Sie sollen nicht hungern.

- Nutzen Sie einmal pro Woche den Belohnungstag, damit Ihr Körper nicht auf „Sparflamme" schaltet.

- Sport kann zu Wassereinlagerungen in den Muskeln führen und dadurch kurzfristig zu mehr Gewicht führen.

- Manche Frauen neigen dazu in der Zeit vor ihrer Periode Wasser einzulagern, was zu mehr Gewicht führen kann, dieses Wasser geht nach der Periode wieder verloren.

- Gönnen Sie sich genügend Schlaf.

Den Gewichtsstillstand durchbrechen

Es kann vorkommen, dass sich Ihr Gewicht auch nach 4 Wochen nicht wesentlich ändert. Der Grund dafür könnte ein „eingeschlafener" Stoffwechsel sein, Ihr Körper hat auf „Sparflamme" geschaltet und verbraucht nun so wenig Energie, dass Sie nicht weiter an Gewicht verlieren. Um Ihren Stoffwechsel wieder auf Touren zu bringen, damit Sie wieder Fett verbrennen können, sind zwei Schritte notwendig.

Schritt 1: Treiben Sie Sport. Wenn Sie nicht ohnehin schon Sport treiben, starten Sie mit dem Training wie im Kapitel *Sport* beschrieben, und machen jeden zweiten Tag eine Trainingseinheit. Alternativ können Sie schwimmen gehen ober einen zügigen Spaziergang von mindestens 20-30 Minuten machen.

Schritt 2: Legen Sie 3 Belohnungstage hintereinander ein, dafür ist ein Wochenende sehr gut geeignet. Das hört sich im ersten Moment paradox an, ist aber notwendig um Ihren Stoffwechsel wieder in Gang zu bringen. Die erhöhte Zufuhr von Kohlenhydraten wirkt wie ein Kick-Start, es signalisiert Ihrem Körper: *„Ich bekomme genug zu essen und brauche nicht zu sparen."*

Nach diesen 3 Tagen läuft Ihr Stoffwechsel wieder auf Hochtouren und Sie können wieder Fett verbrennen.

Wichtig! Wiegen Sie sich nicht nach diesen 3 Belohnungstagen! Ihr Gewicht wird sich um 2 bis 3 kg erhöht haben, steigen Sie deshalb für eine Woche **nicht** auf die Waage. Das Ergebnis würde Sie nur verunsichern und demotivieren.

Die Gewichtserhöhung wird hauptsächlich durch Wassereinlagerungen verursacht, da Kohlenhydrate auch Wasser binden. Aber keine Angst, Ihr Gewicht wird sich innerhalb einer Woche wieder normalisieren und wird dann weiter fallen.

Nebenwirkungen

Der Begriff *Nebenwirkungen* ist nur zum Teil zutreffend, *Entzugserscheinungen* beschreiben die Symptome besser.

Bestand Ihre bisherige Ernährung hauptsächlich aus Weisbrot, Marmelade, Nudeln und Cola, hat sich Ihr Körper an schnelle Kohlehydrate und vor allem an Zucker gewöhnt und nutzte diese vorwiegend um den Energiebedarf zu decken. Der plötzliche Stopp der schnellen Kohlenhydrate bedeutet für Ihren Körper eine mehr oder weniger starke Umstellung. Ihr Körper muss erst wieder „lernen", die benötigte Energie verstärkt aus Ihren Fettreserven zu holen. Diese Umstellung dauert in der Regel 3-5 Tage, in manchen Fälle auch eine Woche. In dieser Zeit wird häufig über verminderte Leistungsfähigkeit, Müdigkeit, Schwäche oder Kopfschmerzen geklagt. Diese Nebenwirkungen klingen nach der Umstellungszeit vollständig wieder ab.

Achten Sie darauf, täglich die empfohlene Menge Flüssigkeit zu sich zu nehmen. Dies wirkt sich positiv auf den Stoffwechsel aus und hilft, die Symptome der Nebenwirkungen zu mindern.

Mundgeruch kann durch Ketose (siehe *Ketose* im Abschnitt Wissenswertes) hervorgerufen werden. Gegen diesen Mundgeruch hilft es, Ingwer-, Kamillen-, oder grünen Tee zu trinken oder frische Petersilie, Pfefferminze oder Kaffeebohnen zu zerkauen. Zähneputzen und Mundspülungen sollten selbstverständlich sein.

3. Sport

Um abzunehmen, ist Sport nicht zwingend notwendig, aber Sport hilft den Stoffwechsel in Schwung zu bringen und sich körperlich wohl zu fühlen. Planen Sie deshalb 2 bis 3 Mal in der Woche Sport mit ein. Dabei sollten Sie mehr Wert auf muskelaufbauendes Ganzkörpertraining legen als auf Ausdauersportarten wie Laufen. Muskeln verbrauchen auch im Ruhezustand Energie und helfen so, dabei Fett abzubauen. Bei Ausdauersportarten verbrauchen Sie zwar auch Energie und auch der sogenannte Nachbrenneffekt ist nicht zu vernachlässigen, übermäßiger Ausdauersport kann aber zum Verlust von Muskelmasse führen. Das bedeutet nicht, dass Sie mit Ausdauersport aufhören sollen, wenn Sie schon Ausdauersport betreiben, versuchen Sie aber Muskelaufbautraining in Ihre Aktivitäten einzuplanen.

Sportanfänger oder Neueinsteiger, die schon lange keinen Sport mehr gemacht haben, finden in den folgenden Kapiteln Übungen und Trainingspläne, um schrittweise Muskeln aufzubauen und zu behalten.

Nach intensivem Training lagert sich Wasser in den Muskeln ab, was zu einem höheren Körpergewicht führen kann. Behalten Sie das im Hinterkopf, wenn Sie sich einen Tag nach dem Sport wiegen.

Grundübungen

In diesem Kapitel sind die Grundübungen beschrieben, die in den Trainingsplänen durchgeführt werden. Erklärende Videos für alle Übungen finden Sie in der Linksammlung auf:
www.meteve-phuket.com/DasSlowCarbBuch

Kniebeugen

1. Stellen Sie sich gerade hin, die Beine etwa schulterbreit auseinander, die Zehnspitzen zeigen leicht nach außen.

2. Spannen Sie Ihre Muskeln an und verlagern Sie Ihr Gewicht auf die Fersen.

3. Ballen Sie Ihre Fäuste und berühren Sie mit den Daumen Ihre Schultern.

4. Gehen Sie mit Ihrem Oberkörper langsam nach unten. Halten Sie dabei Ihren Rücken gerade und strecken Ihren Po nach hinten heraus.

5. Wenn Ihre Ellenbogen Ihre Oberschenkel berühren, gehen Sie langsam wieder nach oben bis Sie Ihre Ausgangsposition erreicht haben und strecken Ihre Arme nach oben.

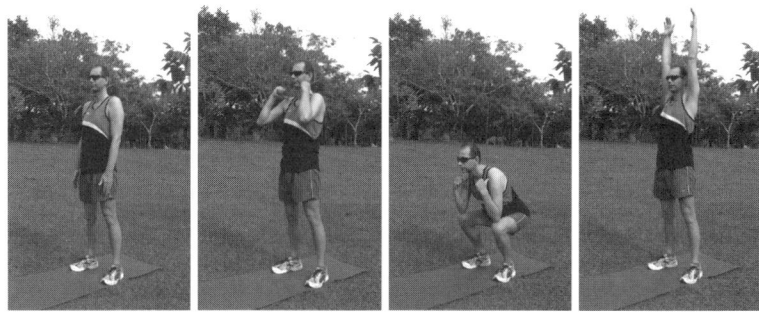

Variante:

Nehmen Sie Gewichte (Hanteln oder Wasserflaschen) in die Hände und gehen tiefer in die Knie, indem Sie die Ellenbogen seitlich an den Oberschenkeln vorbeiführen.

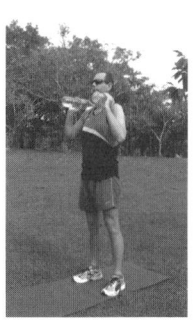 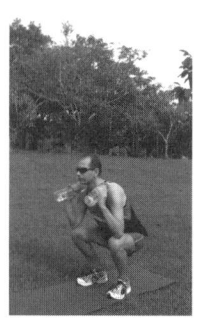 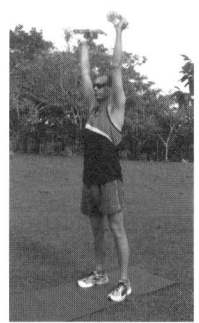

Ausfallschritt

1. Stellen Sie sich gerade hin, spannen Ihre Muskeln an und legen Ihre Hände an die Hüften.

2. Machen Sie einen großen Schritt nach vorne.

3. Beugen Sie Ihr Knie, soweit Sie es schaffen, achten Sie dabei darauf, Ihren Oberkörper gerade zu lassen.

4. Stoßen Sie sich mit dem Bein ab und kommen zur Ausgangsposition zurück.

5. Wiederholen Sie die Übung mit dem anderen Bein.

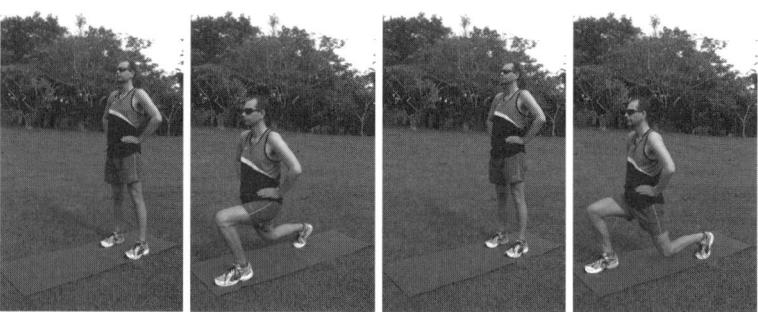

Variante:

Nehmen Sie bei dieser Übung Gewichte (Hanteln oder Wasserflaschen) in die Hände.

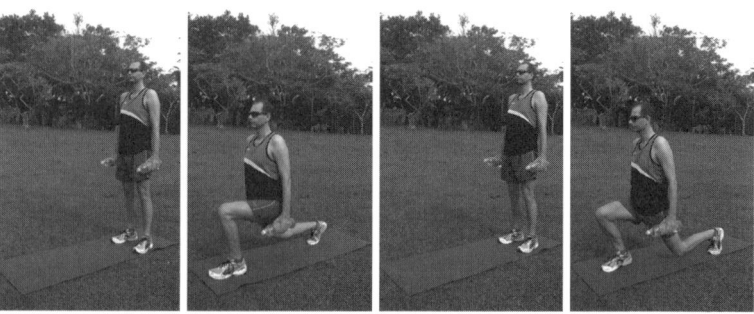

Bergsteiger

1. Gehen Sie in den Liegestütz.

2. Ziehen Sie ein Bein zu Ihrem Oberkörper, das andere Bein bleibt gestreckt.

3. Wechseln Sie jetzt gleichzeitig die Position der Beine.

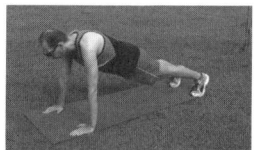 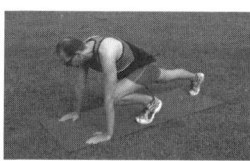 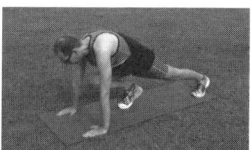

Rückentraining

1. Legen Sie sich flach auf den Bauch und strecken die Arme nach vorne aus.

2. Spannen Sie Ihre Muskeln an und heben gleichzeitig Arme, Brustkorb und Beine an.

3. Halten Sie für etwa 2 Sekunden diese Position.

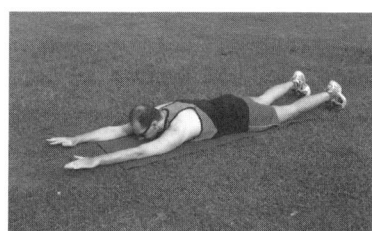 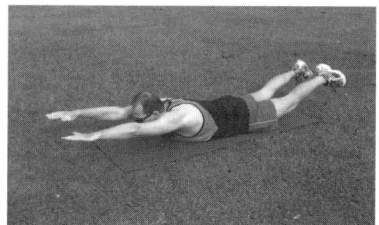

Bauchmuskeltraining

Bauchmuskelübung 1:

1. Legen Sie sich mit dem Rücken auf ein Handtuch und winkeln Ihre Beine an.

2. Greifen Sie die Enden des Handtuchs und heben Ihren Oberkörper an. Versuchen Sie nicht, sich mit dem Handtuch nach oben zu ziehen. Das Handtuch dient lediglich dazu, Ihre Nackenmuskulatur zu unterstützen.

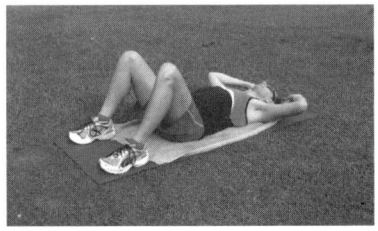 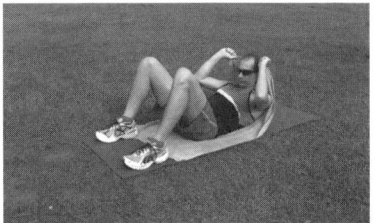

Variante:

Lassen Sie das Handtuch weg und halten Sie die Hände in Höhe Ihrer Ohren.

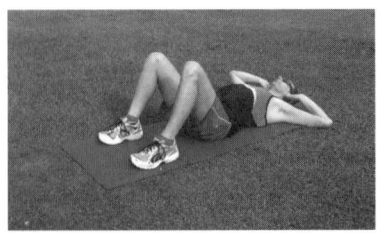 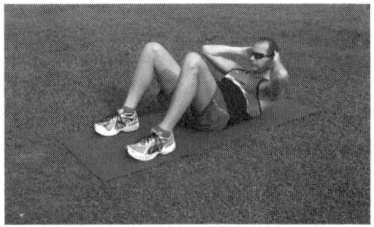

Bauchmuskelübung 2:

1. Legen Sie sich auf den Rücken und winkeln Ihre Beine an.

2. Heben Sie Ihren Brustkorb an und berühren abwechseln mit Ihren Händen Ihre Fersen.

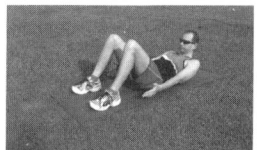 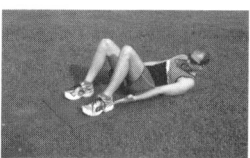 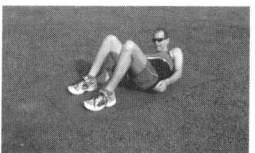

Bauchmuskelübung 3:

1. Legen Sie sich auf den Rücken und heben Ihre Beine an.

2. Winkeln Sie ein Bein an.

3. Halten Sie ihre Hände in Höhe Ihrer Ohren, heben Sie Ihren Brustkorb an und berühren mit dem Ellenbogen, der diagonal zum angewinkelten Bein liegt, das Knie.

4. Wiederholen Sie den Vorgang mit dem anderen Bein.

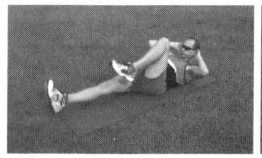 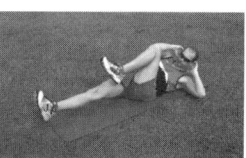 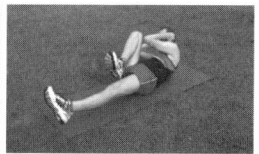

Trainingspläne

Die Trainingspläne sind so konzipiert, dass sowohl Anfänger als auch Fortgeschrittene das Training absolvieren können. Training Nr. 1 ist für blutige Anfänger, sind Sie sportlich schon aktiv, können Sie mit einem höheren Training beginnen. Das Training soll Sie fordern, aber nicht überfordern.

Führen Sie 2-3 Mal in der Woche ein Training durch. Bekommen Sie nach einem Training Muskelkater, was gerade am Anfang häufig vorkommt, machen Sie mit dem Training erst weiter, wenn der Muskelkater abgeklungen ist.

Alle Übungen sollen sauber durchgeführt werden; kommen Sie an einen Punkt, an dem die Übung unsauber wird, brechen Sie die Übung ab und machen mit der nächsten Übung weiter.

Beginnen Sie mit z.B. Training Nr. 1, wiederholen Sie dieses Training solange, bis Sie das Training ohne Probleme, sauber, mit den maximal angegebenen Wiederholungen durchführen können, bevor Sie das nächste Training in Angriff nehmen. So vermeiden Sie Überbelastung und bauen Schritt für Schritt Muskeln auf.

Starten Sie jedes Training mit ein paar Minuten Aufwärmen, in dem Sie z.B. 2-3 Minuten auf der Stelle laufen, um Ihren Kreislauf in Schwung zu bringen.

Training Nr. 1

Erster Satz: Führen Sie die Übungen der Reihenfolge nach langsam und sauber durch.

1. Kniebeugen, 10 Wiederholungen

2. Ausfallschritt, 10 Wiederholungen

3. Bergsteiger, 10 Wiederholungen

4. Rückentraining, 10 Wiederholungen

5. Bauchmuskelübung 1, (mit oder ohne Handtuch), 10 Wiederholungen

6. Ca. eine Minute Pause.

Zweiter Satz: Wiederholen Sie die Übungen 1-5, steigern das Tempo ein wenig und achten weiterhin darauf, die Übungen sauber auszuführen.

Wenn Sie Training Nr. 1 sauber mit 10 Wiederholungen durchführen können und bei der Bauchmuskelübung kein Handtuch mehr benötigen, machen Sie das nächste Mal mit Training Nr. 2 weiter.

Training Nr. 2

Erster Satz: Führen Sie die Übungen der Reihenfolge nach langsam und sauber durch.

1. Kniebeugen, 12 Wiederholungen

2. Ausfallschritt, 12 Wiederholungen

3. Bergsteiger, 12 Wiederholungen

4. Rückentraining, 12 Wiederholungen

5. Bauchmuskelübung 1, (ohne Handtuch), 12 Wiederholungen

6. Bauchmuskelübung 2, 12 Wiederholungen

7. Ca. eine Minute Pause.

Zweiter Satz: Wiederholen Sie die Übungen 1-7, steigern das Tempo ein wenig und achten weiterhin darauf, die Übungen sauber auszuführen.

Dritter Satz: Wiederholen Sie die Übungen 1-6, behalten das gesteigerte Tempo bei und achten weiterhin darauf, die Übungen sauber auszuführen.

Wenn Sie Training Nr. 2 sauber mit 12 Wiederholungen durchführen können, machen Sie das nächste Mal mit Training Nr. 3 weiter.

Training Nr. 3

Erster Satz: Führen Sie die Übungen der Reihenfolge nach langsam und sauber durch.

1. Kniebeugen, 16 Wiederholungen

2. Ausfallschritt, 16 Wiederholungen

3. Bergsteiger, 16 Wiederholungen

4. Rückentraining, 16 Wiederholungen

5. Bauchmuskelübung 1, 16 Wiederholungen

6. Bauchmuskelübung 2, 16 Wiederholungen

7. Bauchmuskelübung 3, 16 Wiederholungen

8. Ca. eine Minute Pause.

Zweiter Satz: Wiederholen Sie die Übungen 1-8, steigern das Tempo ein wenig und achten weiterhin darauf, die Übungen sauber auszuführen.

Dritter Satz: Wiederholen Sie die Übungen 1-7, behalten das gesteigerte Tempo bei und achten weiterhin darauf die Übungen sauber auszuführen.

Wenn Sie Training Nr. 3 sauber mit 16 Wiederholungen durchführen können, machen Sie das nächste Mal mit Training Nr. 4 weiter.

Training Nr. 4

Ab diesem Training werden Zusatzgewichte in Form von Wasserflaschen oder Hanteln benötigt. Wählen Sie die Gewichte entsprechend Ihrer körperlichen Statur, für den Anfang versuchen Sie es mit einem Gewicht von 1-1,5 kg. Mit der Zeit können Sie das Gewicht je nach Fortschritt erhöhen.

Erster Satz: Führen Sie die Übungen der Reihenfolge nach langsam und sauber durch. Im ersten Satz ohne Zusatzgewichte.

1. Kniebeugen (mir Zusatzgewicht ab Satz 2 und 3), 16 Wiederholungen

2. Ausfallschritt (mit Zusatzgewicht ab Satz 2 und 3), 16 Wiederholungen

3. Bergsteiger, 16 Wiederholungen

4. Rückentraining, 16 Wiederholungen

5. Bauchmuskelübung 1, 16 Wiederholungen

6. Bauchmuskelübung 2, 16 Wiederholungen

7. Bauchmuskelübung 3, 16 Wiederholungen

8. Ca. eine Minute Pause.

Zweiter Satz: Wiederholen Sie die Übungen 1-8, steigern das Tempo ein wenig, benutzen die Zusatzgewichte und achten weiterhin darauf, die Übungen sauber auszuführen.

Dritter Satz: Wiederholen Sie die Übungen 1-7, behalten das gesteigerte Tempo bei, benutzen die Zusatzgewichte und achten weiterhin darauf, die Übungen sauber auszuführen.

Training Nr. 4 können Sie nun zu Ihrem Standard-Training machen. Wiederholen Sie dieses Training 2-3 Mal in der Woche und steigern Sie von Zeit zu Zeit die Zusatzgewichte, um Ihren Trainingsstand weiter zu verbessern.

Führen Sie dieses Training mindestens einmal pro Woche durch, um ihren Trainingsstand zu halten.

4. Ziel erreicht – Wie geht es weiter?

Sie haben Ihr Wunschgewicht erreicht? Herzlichen Glückwunsch!

Fallen Sie jetzt nicht in alte Gewohnheiten zurück, das würde Ihren Erfolg wieder zunichte machen, und der Jo-Jo-Effekt würde erbarmungslos zurückschlagen.

Sie wissen nun, welche Lebensmittel Ihnen beim Abnehmen helfen und welche Lebensmittel das Abnehmen behindern. Nutzen Sie Ihr Wissen und achten Sie weiterhin darauf, was Sie zu sich nehmen.

Sie können nur Ihren Speiseplan um einige Lebensmittel erweitern.

Zusätzliche Lebensmittel:

Folgende Lebensmitten können Sie nun in Maßen in Ihre Ernährung einbauen:

- Vollkornprodukte wie Vollkornbrot und Vollkornnudeln

- Milchprodukte wie gereifter Käse, naturbelassener Joghurt, Quark, Buttermilch

- Obst

- Reis

- Kartoffeln

- Müsli

Achten Sie bei der Auswahl dieser Lebensmittel auf ihre „Reinheit". Gerade bei Milchprodukten ist die Gefahr groß, dass zusätzlich Zucker beigemischt wurde, wie z.B. in Frucht Joghurts, Milchshakes, Schokoladen-, Bananen- oder Erdbeermilch.

Von den zusätzlichen Lebensmitteln dürfen Sie einmal am Tag essen und das nur zum Frühstück ODER zu Mittag. Verzichten Sie zum Abendessen weiterhin auf diese Produkte, da gerade am Abend eine proteinhaltige Mahlzeit wichtig ist.

Sie können jetzt also zum Frühstück z.B. ein Vollkornbrot mit Käse oder Müsli essen, zu Mittag Kartoffeln, Reis oder Vollkornnudeln als Beilage oder Obst als Zwischenmahlzeit.

Legen Sie weiterhin die Priorität auf die erlaubten Produkte der Slow Carb Diät und übertreiben Sie nicht mit den zusätzlichen Lebensmitteln.

Kontrollieren Sie einmal in der Woche Ihr Gewicht. Wenn Sie feststellen, dass Ihr Gewicht wieder steigt, reduzieren Sie die zusätzlichen Lebensmittel oder verzichten Sie ganz darauf, bis Sie wieder Ihr Wunschgewicht erreicht haben.

5. Wissenswertes

Über Kohlenhydrate, Blutzucker, Insulin und Ketose

Das Zusammenspiel von Kohlenhydraten, Blutzucker und Insulin spielt bei unserer Ernährung eine wichtige Rolle. Am Ende dieses Kapitels werden Sie verstehen, wie das Zusammenspiel und die Slow Carb Diät funktionieren und warum Sie damit Ihr Fett loswerden.

Kohlenhydrate

Kohlenhydrate sind vor allem als Zucker, Stärke und Cellulose in vielen Lebensmitteln enthalten. Die mit der Nahrung aufgenommenen Kohlenhydrate werden bei der Verdauung in Zucker (Glucose) umgewandelt und gelangen dann ins Blut, was den Blutzuckerspiegel ansteigen lässt. Cellulose kann vom menschlichen Körper nicht verarbeitet werden und wird als Ballaststoffe unverdaut wieder ausgeschieden So verbrauchen Sie bei der Verdauung sogar mehr Energie, als sie dem Körper zuführen. Wie schnell die Kohlenhydrate in Zucker umgewandelt werden und ins Blut gelangen, ist je nach Lebensmittel sehr unterschiedlich. Generell kann man sagen, dass zuckerhaltige Lebensmittel schnell verarbeitet werden und so den Blutzuckerspiegel schnell ansteigen lassen. Hülsenfrüchte dagegen haben einen hohen

Anteil an Eiweiß und unverdaulichen Kohlenhydraten und haben daher einen geringen Einfluss auf den Blutzuckerspiegel und lassen ihn langsam ansteigen (langsame Kohlenhydrate). Daher hat die Slow Carb Diät auch ihren Namen.

Blutzucker und Insulin

Der im Blut gelöste Zucker versorgt unseren Körper mit Energie. Als Folge eines erhöhten Blutzuckerspiegels schüttet unser Körper das Hormon Insulin aus. Insulin sorgt dafür, dass der Zucker aus dem Blut schnell von Zellen aufgenommen wird, was den Blutzuckerspiegel sinken lässt. Vor allem Leber- und Muskelzellen können große Mengen vom Zucker speichern. Ein Überschuss an Zucker wird in Form von Fett in unserem Körper gespeichert. Insulin fördert so den Aufbau von Fett. Durch einen schnell abfallenden Blutzuckerspiegel bleibt ein Überschuss an Insulin im Blut zurück. Um diesen Insulinüberschuss zu senken, möchte unser Körper weiter mit Kohlenhydraten versorgt werden und löst so die gefürchteten Heißhungerattacken aus. Werden wir bei diesen Heißhungerattacken schwach und essen, können noch mehr Kohlenhydrate als Fett gespeichert werden. Ein Teufelskreis, den Sie mit der Slow Carb Diät durchbrechen können. Vermeiden Sie Lebensmittel mit schnellen Kohlenhydraten, dann ist der Weg frei, um Fett zu verbrennen.

Ketose

Durch den niedrigen Insulinspiegel, den wir durch unsere Ernährung erreichen, wird die sogenannte Ketose ausgelöst. Da im Blut nicht mehr genügend Zucker zur Verfügung steht, der unseren Körper mit Energie versorgt, greift der Körper auf unsere Fettreserven zurück. Daraus bildet er Ketonkörper, die unser Körper als Energielieferant nutzt. Überschüssige Ketonkörper werden mit dem Urin und über die Atemluft ausgeschieden, was zu Mund- und Körpergeruch führen kann. Was Sie gegen diese unangenehme, natürliche Nebenwirkung tun können, wird im Kapitel *Nebenwirkungen* erklärt.

Ketonkörper haben auch eine appetitzügelnde Wirkung, was beim Abnehmen hilfreich ist.

Fazit

Durch die Slow Carb Diät halten Sie Ihren Insulinspiegel niedrig. Dadurch schalten Sie Ihren Körper auf „Fettverbrennung". Sie haben keine Heißhungerattacken mehr und die Ketonkörper zügeln Ihren Appetit. Durch diese zwei Faktoren nehmen Sie automatisch weniger Kalorien zu sich als Sie verbrauchen – Sie nehmen ab. Voraussetzung ist, dass Sie auf Ihr Sättigungsgefühl achten und nicht weiter essen, wenn Sie satt sind.

Fettzellen

Das Fett, welches wir loswerden wollen, ist in unseren Fettzellen gespeichert. Ab einem Alter von ca. 20 Jahren bleibt die Anzahl der Fettzellen gleich. Nur wenn Fettzellen absterben, werden sie durch neue Zellen ersetzt. Nehmen wir ab oder zu, ändert sich also nur die Größe der Fettzellen, je nach dem, wie viel Fett in der Zelle gespeichert wird, nicht aber ihre Anzahl.

Um das Fett dazu zu bewegen, die Fettzellen wieder zu verlassen, ist ein niedriger Insulinspiegel notwendig, den Sie durch die erlaubten Lebensmittel erreichen.

Zucker: Die bittere Wahrheit

Dr. Robert H. Lustig ist ein gefragter Mann, wenn es um das Thema Zucker geht. In seinen Vorträgen wird schnell deutlich, was er dafür verantwortlich macht, dass immer mehr Menschen übergewichtig werden – Zucker. Dabei hebt er einen Zucker besonders hervor, die Fruktose (Fruchtzucker).

Zucker ist nicht gleich Zucker und wirkt sich unterschiedlich auf unseren Stoffwechsel aus. Die wichtigsten Zucker sind Traubenzucker (Glukose), Haushaltszucker (Saccharose), Milchzucker (Laktose) und der erwähnte Fruchtzucker (Fruktose), mit dem wir uns später näher beschäftigen werden.

Traubenzucker und Haushaltszucker können leicht vom Körper verarbeitet werden und lassen dadurch den Blutzuckerspiegel schnell ansteigen, was wiederum eine Ausschüttung von Insulin zur Folge hat. Diese Zucker kann unser Körper ohne große Umwege als Energiequelle nutzen, überschüssiger Zucker wird als Fett gespeichert.

Milchzucker hat zwar nur einen geringen Blutzuckeranstieg zur Folge, verursacht im Vergleich aber eine hohe Insulinausschüttung. Dies ist der Grund, warum Sie Traubenzucker, Haushaltszucker und Milchzucker während 6 Tagen der Woche meiden sollten. Anders verhält es sich beim Fruchtzucker.

Fruchtzucker (Fruktose)

Fruktose hört sich erst einmal gesund an, denn es ist Zucker aus einer natürlichen Frucht. Leider gehört Fruktose zu dem Zucker, den unser Körper am schlechtesten verarbeiten kann. Zwar lässt Fruktose den Blutzuckerspiegel nicht so schnell ansteigen wie z.B. Glukose, aber das verhilft der Fruktose auch nicht zu einem besseren Image, wie wir noch sehen werden.

Fruktose ist zum beliebtesten Zucker der industriellen Lebensmittelhersteller geworden. Er wird aus Mais gewonnen und zu einem Zucker-Sirup konzentriert. Er ist billig, ca. 20% süßer als normaler Haushaltszucker, lässt sich gut transportieren und gut verarbeiten.

Noch heute glauben viele Menschen, dass Fett dick macht. Um auch dieser Verbrauchergruppe gerecht zu werden, produziert die Industrie kräftig „Low-Fat-Produkte". Fett ist aber ein wichtiger Geschmacksträger, der gerade bei Gebäck eine wichtige Rolle spielt. Lässt man das Fett einfach weg, würde das Gebäck nach Pappe schmecken. Was also tun? Man erhöht einfach die Portion an Zucker, in diesem Fall Fruktose. Der Irrglaube, dass Fett dick macht, führte also dazu, dass die Lebensmittel immer mehr Zucker enthalten. Für Sie heißen es in Zukunft „Finger weg von allen Low-Fat-Produkten", denn Low-Fat bedeutet meistens viel Zucker.

Negative Eigenschaften von Zucker und Fruktose

1. Nur die Leber ist in der Lage, Fruktose zu verarbeiten. Sie verwandelt Fruktose zu 100% in Fett um. Anderer Zucker kann vom Körper zwar besser verarbeitet werden und versorgt so auch die Organe mit Energie, überschüssiger Zucker wird aber auch in Fett umgewandelt.

2. Fruktose ist für die Leber genauso schädlich wie Alkohol, da beides den Stoffwechsel auf die gleiche Weise belastet.

3. Durch den hohen Insulinspiegel, verursacht vom Zucker, wird das Hormon Leptid geblockt, das für das Sättigungssignal verantwortlich ist, sodass man mehr isst, obwohl man eigentlich schon genug gegessen hat.

4. Zucker löst im Gehirn ein Glücksgefühl aus, wie es auch durch Rauchen, Alkohol und Drogenkonsum hervorgerufen wird – Zucker macht süchtig!

Der übermäßige Konsum von Zucker führt zu den gleichen Krankheitsbildern wie der übermäßige Konsum von Alkohol. Darunter fallen u.a. Bluthochdruck, Diabetes, Herzinfarkt, Bauchspeicheldrüsenentzündung, Fettsucht und Leberfunktionsstörung.

Verdauung

Nach der Nahrungsumstellung auf Slow Carb Produkte klagen manche Personen über Verdauungsprobleme wie Sodbrennen oder Blähungen. Dabei liegen die Ursachen meistens nicht daran, welche Lebensmittel man isst, sondern in welcher Reihenfolge man die Lebensmittel zu sich nimmt.

Lebensmittel werden unterschiedlich schnell verdaut. Salat braucht ca. 20-30 Minuten, um verdaut zu werden, Hülsenfrüchte ca. 90 Minuten und Fleisch ca. 3-5 Stunden.

Die Speisen werden in der Reihenfolge verdaut, in der wir sie essen. Ideal ist es, wenn Sie die schnell verdaulichen Lebensmittel zuerst essen und die schwerer verdaulichen Lebensmittel zum Schluss.

Würden Sie zuerst das Fleisch essen und zum Schluss den Salat, müsste der Salat 3-5 Stunden in Ihrem Bauch warten bis er schließlich an der Reihe ist, um verdaut werden zu können. In dieser Zeit kann sich der Salat in Form von Blähungen oder Sodbrennen bemerkbar machen.

Verdauungszeiten der wichtigsten Lebensmittel:

- Früchte und Salat ca. 30 Minuten

- Eier ca. 45 Minuten

- Fisch ca. 30-60 Minuten

- Gemüse ca. 40-60 Minuten

- Hülsenfrüchte ca. 60 Minuten

- Hühnchen 1,5-2 Stunden

- Truthahn 2-2,5 Stunden

- Nüsse ca. 2,5 – 3 Stunden

- Rind und Lamm ca. 3-4 Stunden

- Schwein ca. 4,5 -5 Stunden

Den Link zu einem ausführlichen Bericht zu diesem Thema und den Verdauungszeiten weiterer Lebensmittel finden Sie hier:
www.meteve-phuket.com/DasSlowCarbBuch

6. Rezepte

Frühstück

In diesem Kapitel finden Sie ein paar einfache Rezepte. Seien Sie kreativ. Sie können alle Rezepte mit erlaubten Lebensmitteln verfeinern. Die Eier-Rezepte können Sie nach Belieben mit Gemüse, Tomaten oder Champignons verfeinern oder zusätzlich mit Senf oder Chilipulver würzen. Viele weitere Rezepte finden Sie auf www.kilokegeln.de/DasSlowCarbBuch

Spiegeleier mit Speck

Zutaten:
Butter
2 Eier
50 g Speck
1 Prise Salz/Pfeffer

Zubereitung:

Die Butter in der Pfanne bei schwacher Hitze zerlaufen lassen. Dann die Eier in die Pfanne schlagen und die Pfanne leicht bewegen, damit die Eier nicht festkleben. Wenn das Eiweiß fest und weiß ist, mit Salz und/oder Pfeffer würzen und die Eier mit einem Pfannenwender aus der Pfanne auf einen

Teller heben. Wer sein Eigelb nicht so weich möchte, wendet die Eier mit dem Pfannenwender und lässt das Eigelb fest werden.

Nun die Speckstreifen in die Pfanne legen und anbraten lassen. Dann die Speckstreifen auf Küchenpapier abtropfen lassen.

Rührei: Grundrezept

Zutaten:
Butter
2 Eier
1 Prise Salz/Pfeffer

Zubereitung:

Die Butter in der Pfanne bei schwacher Hitze zerlaufen lassen. Die Eier in einer Schüssel mit einer Gabel verquirlen und nach Geschmack salzen und pfeffern. Die Eier in die Pfanne geben und mit einem Holzlöffel ständig rühren, bis das Rührei cremig ist.

Omelett: Grundrezept

Zutaten:
Butter
2 Eier
1 Prise Salz/Pfeffer

Zubereitung:

Die Butter in der Pfannen bei schwacher Hitze zerlaufen lassen. Die Eier in einer Schüssel mit einer Gabel verquirlen und nach Geschmack salzen und pfeffern. Die Eier in die Pfanne geben und stocken lassen. Wenn die Oberfläche nur noch leicht feucht ist, das Omelette mit einem Pfannenwender umdrehen und fertig braten.

Pfannkuchen

Zutaten:
Butter
100 g Kichererbsenmehl
2 Eier
150 ml Wasser

Zubereitung:

Zutaten in eine Schüssel geben und mit einem Mixer oder Schneebesen zu einem Teig gut vermischen. Butter in einer Pfanne erhitzen. Den Teig in die Pfanne geben. Wenn die Oberfläche nur noch leicht feucht ist, den Pfannkuchen mit einem Pfannenwender umdrehen und fertig braten.

Kichererbsenmehl-Brot

Zutaten:
200 g Kichererbsenmehl
100 g weiche Butter
5 Eier
1 TL Salz
1 Tüte Backpulver

Zubereitung:

Eigelb und Eiweiß der Eier trennen. Das Eiweiß mit einer Prise Salz zu Schnee schlagen. Die Eigelb und die restlichen Zutaten mischen und den Eischnee unterheben. Den Teig in eine Kastenform geben und bei 170 Grad bei Heißluft 50 Minuten backen.

Avocado-Brot

Zutaten:

1 reife Avocado

1/2 Zitrone

2 Eier

175 g gemahlene Mandeln

125 g geschrotete Leinsamen

1 EL Sesamkerne

1 Schnapsglas Olivenöl

2 TL Backpulver

Salz, Pfeffer nach Geschmack

Optional ein paar Kürbis oder Sonnenblumenkerne

Zubereitung:

Die Avocado halbieren, den Kern entfernen und das Fruchtfleisch mit einem Messer in Streifen einschneiden, mit einem Löffel aus der Schale lösen und in einen Mixer (oder eine Schüssel, wenn Sie einen Pürierer verwenden wollen) geben. Die beiden Eier und das Olivenöl hinzufügen. Dann mit dem Saft einer halben Zitrone verfeinern.

Gut durchmixen, bis eine Paste entsteht, die keine Stückchen mehr hat. Kurz ruhen lassen. In eine weitere Schüssel die Mandeln, die Leinsamen, die Sesamkerne, das Salz, den Pfeffer und das Backpulver geben und verrühren. Dann die Avocadopaste unterheben bis ein zähflüssiger Teig entsteht. Mit einem Pinsel die Ränder und den Boden der Backform mit Olivenöl ausstreichen, sonst backt das Brot an der Form an und lässt sich nicht so leicht herausnehmen. Den Teig in eine Kastenform geben. Mit einem Löffel glatt streichen, bis der Teig am Boden der Form schön verteilt ist. Das Ganze in den vorgeheizten Ofen bei 180°C geben und 35 Minuten backen.

Nach der Backzeit die Form gleich aus dem Ofen nehmen und abkühlen lassen. Dann vorsichtig das lauwarme Brot herausnehmen und genießen.

Lässt sich hervorragend warm und kalt genießen.

Highspeed-Flammküchlein

Zutaten:
1 Ei
2 Esslöffel weiche Butter
1/2 Teelöffel Backpulver
2 EL Leinsamen
2 EL geriebene Mandeln
etwas Salz
etwas Cayennepfeffer
1/2 oder kleine Zwiebel
1 TL Katenschinken

Zubereitung:

Die Zwiebel in kleine Würfelchen schneiden oder hacken. Alle Zutaten in eine kleine Schüssel geben und gut miteinander vermengen. Wenn die Butter noch ein paar Klümpchen hat, ist das nicht weiter schlimm, aber sie sollte schon gut verteilt sein.

Die Masse in mikrowellengeeignete Gefäße (ca. halb voll, weil das Backpulver treibt!) geben und für 2-3 Minuten in der Mikrowelle backen. Fertig.

Das ist ein sehr schnelles Gericht, das für alle Tageszeiten gut geeignet ist, wegen des hohen Eiweiß/Proteinanteils auch abends. Kann warm und kalt gegessen werden.

Hauptmahlzeiten

Lachsnudeln

Zutaten:

Nordischer Lachs/Graved Lachs

1 - 2 Zwiebeln je nach Größe

etwas Lauch, wer mag

passierte Tomaten

Glasnudeln (aus Mungbohnen oder Erbsenstärke)

1 Eigelb

Parmesan

1 wenig Butter

Zubereitung:

Glasnudeln in kochendem Salzwasser 3 Minuten kochen, abgießen. Die in kleine Würfelchen geschnittenen Zwiebeln in Butter anbraten. Lauch in dünne Scheibchen schneiden und mit den Zwiebeln dazugeben. Den Lachs hineingeben und mit dem Wender teilen. Achtung, der Lachs sollte nicht zu lange in der heißen Pfanne bleiben, sonst wird er trocken und schmeckt nicht mehr so gut. Das Eigelb in die Pfanne geben, darauf achten, dass es nicht anbrennt, kurz verrühren und sogleich die Pfanne mit einem gehörigen Schuss passierter Tomaten aufgießen. Die

Glasnudeln dazugeben und unterheben. Mit Pfeffer, Basilikum und Oregano abschmecken.

Vorsichtig mit dem Salz sein, der Lachs und die Glasnudeln sind schon sehr würzig, nur nötigenfalls ein wenig nachsalzen. Mit etwas Parmesan anrichten.

Rotkohl

Zutaten:
Einen Kopf Rotkohl
Wasser
Salz
Essig
Zitronensaft

Zubereitung:

Den Rotkohl säubern, klein schneiden und in einen passenden Kochtopf geben. Ca. 1 Liter Wasser, einen guten Schuss Essig (nach Belieben), einen guten Spritzer Zitronensaft und einen gehäuften Esslöffel Salz in den Topf geben. Das Ganze zum Kochen bringen und ca. 1 Stunde köcheln lassen. Danach portionsweise in verschließbare Gefäße füllen (z.B. Tupperdosen). Nach dem Abkühlen in den Kühlschrank stellen. Zum Essen z.B. in der Mikrowelle aufwärmen.

Linseneintopf

Zutaten:
250 g getrocknete Linsen
1 Liter Wasser
2 Karotten
1 Zwiebel
3 Wiener Würstchen
2 TL Salz
Chilipulver

Zubereitung:

Ca. einen Liter Wasser zum Kochen bringen, die Linsen hineinschütten und ca. 45 Minuten köcheln lassen. Ab und zu umrühren und gegebenenfalls Wasser nachschütten. Die Linsen quellen auf und sollen stets im Wasser schwimmen. Die Karotten und die Zwiebel in Würfel schneiden und nach ca. 35 Minuten Kochzeit zu den Linsen geben. Die Wiener Würstchen in Stücke schneiden und nach 40 Minuten Kochzeit mit dem Salz in den Topf geben. Nach Geschmack mit Chilipulver verfeinern.

Bohneneintopf mit roten Kidneybohnen

Zutaten:

500 g getrocknete rote Kidneybohnen

Wasser

200 g Tomatenmark

2 Karotten

1 Zwiebel

4 Wiener Würstchen

2 TL Salz

Chilipulver

Vorbereitung:

Die Kidneybohnen über Nacht in kaltem Wasser einweichen lassen. Auf genügend Wasser achten, die Kidneybohnen quellen auf. Das Einweichwasser kann zum Kochen mitverwendet werden, es enthält jedoch Stoffe, die zu Blähungen führen können. Wenn Sie Blähungen fürchten, schütten Sie das Einweichwasser weg und ersetzen es durch frisches.

Zubereitung:

Kidneybohnen insgesamt ca. eine Stunde köcheln lassen, darauf achten, dass die Bohnen stets mit Wasser bedeckt sind und von Zeit zu Zeit umrühren. Die Karotten und die Zwiebel in Würfel schneiden und nach ca. 45 Minuten Kochzeit zu den Bohnen geben. Das Tomatenmark in den Topf geben und gut verrühren. Die Wiener Würstchen in Stücke schneiden und nach 55 Minuten Kochzeit mit dem Salz in den Topf geben. Nach Geschmack mit Chilipulver verfeinern.

Südstaaten-Feuer - Okra-Gumbo

Zutaten:

2 Hühnerbrüste

1 Dose/Glas Okraschoten ca. 400 g

200 ml passierte Tomaten

ein paar Blatt Weiss- oder Grünkohl

1 Liter klare Hühnerbrühe

1 Zwiebel

1 Tomate

5 EL Gemüsemais

1-2 Knoblauchzehen

Olivenöl

Cayennepfeffer

Oregano

Thymian

Knoblauchpulver

Paprika, rot, edelsüß

Salz

Pfeffer

Zubereitung:

In einem geeigneten Topf oder einem Wok etwas Olivenöl erhitzen, dann die geschnittenen Zwiebeln hineingeben und glasig anbraten. Die Hühnerbrüste in mundgerechte Stücke schneiden und anbraten. Den klein geschnittenen Knoblauch dazugeben und anbraten, bis er schon leicht gebräunt ist. Dann würzen mit gerebeltem Oregano, Thymian, Knoblauchpulver, Cayennepfeffer, Salz und Pfeffer. Das Ganze nochmals gut ziehen lassen und durchmischen, damit sich die Aromen gut verteilen. Dann mit der Hühnerbrühe ablöschen. Das Ganze gut durchrühren und die passierten Tomaten, die Okras und die in Würfelchen geschnittene Tomate dazugeben. Dann einmal aufkochen lassen. Den Herd auf ein Viertel herunterstellen, die Kohlblätter in mundgerechte Stückchen rupfen und mit dem Mais dazugeben.

Wer es etwas sämiger möchte, kann ein paar der Orkaschoten mit einem Wender im Topf zerteilen, damit die Okrasamen ihre Wirkung entfalten können. Wer es nicht mag, kann sie ganz weglassen. Dann das Ganze für 10 - 15 Minuten köcheln lassen. Am Ende noch mit den o. g. Gewürzen ggf. nachwürzen und mit der edelsüßen Paprika abschmecken.

Karibik-Süppchen von der Okra mit Garnelen

Zutaten:

Garnelen

1 Dose Okra-Schoten

1 große Tomate

1 mittlere bis große Zwiebel

Cayennepfeffer

2 - 3 Knoblauchzehen

Salz

1 Vanilleschote

Kokosmilch

Olivenöl

Zubereitung:

Die Tomaten, die Knoblauchzehen und Zwiebeln in kleine Würfelchen schneiden. Die Okraschoten in kleine, fingerbreite Scheiben schneiden. Dann die Zwiebeln in einem Wok oder einer tiefen Pfanne zusammen mit dem Knoblauch in Olivenöl glasig braten. Würzen mit Salz, Cayennepfeffer und die längs aufgeschnitte Vanilleschote hineinlegen. Wenn alles gut angebraten ist, die Garnelen dazugeben. Wenn sie schon vorgegart sind, kürzer anbraten, wenn sie ganz frisch sind, brauchen sie etwas länger.

Dann die Okraschoten und die Tomaten hinzugeben. Alles ein paar Minuten köcheln lassen und dann das Süppchen mit ein wenig Kokosmilch strecken. Das

Ganze noch ein paar Minuten auf dem Herd gut
durchziehen lassen.

Salate

Thunfischsalat

Zutaten:

1 Dose Thunfisch in Wasser (in Brine)

5 Tomaten

1 Zwiebel

1 Knoblauchzehe

Petersilie

Essig

Salz

Pfeffer

Zubereitung:

Tomaten und Zwiebel in Würfel schneiden. Knoblauchzehe und Petersilie zerhacken. Thunfisch abtropfen lassen und alles in einer Schüssel vermischen. Mit Essig, Salz und Pfeffer abschmecken und ca. 2 Stunden ziehen lassen.

Weißkohlsalat

Zutaten:
Einen Kopf Weißkohl
Wasser
Salz
Essig
Zitronensaft
Öl

Zubereitung:

Den Kopfsalat säubern und klein schneiden, dann in ein passendes, verschließbares Behältnis geben (z.B. große Tupperdose). Ca. 1-1,5 Liter Wasser, einen guten Schuss Essig (nach Belieben), einen guten Spritzer Zitronensaft und einen Schuss Öl in einem Topf zum Kochen bringen und ca. einen gehäuften Esslöffel Salz einrühren. Wenn das Wasser kocht, über den Salat schütten. Der Salat schrumpft im heißen Wasser zusammen. Salat, der noch nicht mit Wasser bedeckt ist, mit einer Gabel ins Wasser drücken, bis der gesamte Salat mit Wasser bedeckt ist (evtl. heißes Wasser nachschütten). Abkühlen lassen und dann in den Kühlschrank stellen. Wenn alles abgekühlt ist, kalt genießen. Der Salat hält sich ca. 5 Tage.

Tipp zum Verfeinern: Gewürfelte Salami oder in Stücke geschnittenen gekochten Schinken in den Salat mischen.

Leichter Tomatensalat an Hühnerbrust

Zutaten:

1 Packung Hühnerbrust in Scheiben

2 große Tomaten

1 mittelgroße Zwiebel

etwas Olivenöl

heller oder dunkler Balsamico

etwas Butter

Basilikum

Salz

Cayennepfeffer

Optional: Etwas Parmesan für den Kick, wer mag etwas Knoblauchpulver

Zubereitung:

Die Pfanne und die Butter gut vorheizen. Parallel die Tomaten und die Zwiebeln in kleine Würfelchen schneiden. Die Hühnerbrustscheiben flach in die Pfanne legen, warten, bis sie beginnen leicht zu bräunen, dann wenden. Wenn beide Seiten schön angebraten sind, die Hühnerbrustscheiben auf dem Teller auslegen. Den Vorgang mehrmals wiederholen, bis alle Scheiben gebraten und ausgelegt sind. Tomaten und Zwiebeln in eine kleine Schüssel geben, einen Schuss Olivenöl und den Balsamico dazugeben. Mit Salz, Basilikum und dem Cayennepfeffer abschmecken und gut durchmarinieren.

Den Salat in der Mitte des Tellers auslegen. Optional etwas Parmesan und/oder Knoblauchpulver (nur einen Hauch) über den Salat geben.

7. FAQ – Häufig gestellte Fragen

Wie viel Flüssigkeit soll ich am Tag trinken?

Das hängt von Ihrer Statur ab. Zwischen 2,5 und 4 Liter am Tag, je nach Ihrem Gewicht. Um Ihren persönlichen Flüssigkeitsbedarf zu ermitteln, benutzen Sie den Wasser-Rechner auf: www.kilokegeln.de/DasSlowCarbBuch

Darf ich XYZ essen?

Wenn Sie nicht sicher sind, ob Sie ein bestimmtes Lebensmittel essen dürfen oder nicht, überprüfen Sie es im Quickchecker auf: www.kilokegeln.de/DasSlowCarbBuch. Im Zweifel verzichten Sie besser.

Sind zu viele Eier nicht ungesund und erhöhen den Cholesterinspiegel?

Die Furcht vor Cholesterin im Ei ist unbegründet. Der Körper stellt selber Cholesterin her. Wird nun zusätzliches Cholesterin durch die Nahrung aufgenommen, fährt der Körper die Eigenproduktion von Cholesterin herunter, so bleibt der Cholesterinspiegel praktisch konstant. Dieser Ausgleich funktioniert bei gesunden Menschen reibungslos.

Ich habe in der letzten Woche viel Sport gemacht, aber mein Gewicht hat sich nicht verändert. Was mache ich falsch?

Sie machen nichts falsch. Durch den Sport lagert sich Wasser in den Muskeln ab, was zu einem höheren Gewicht beitragen kann. Haben Sie zudem Muskeln aufgebaut, tragen diese auch zum erhöhten Gewicht bei. Für einen optimalen Wert auf Ihrer Waage pausieren Sie 2 Tage mit dem Sport vor dem Wiegetag/Belohnungstag.

Ich habe Kopfschmerzen, seit ich mit der Slow Carb Diät angefangen habe. Woran liegt das und wie lange dauern sie noch?

Zucker wirkt wie Alkohol wie eine Droge. Der plötzliche Zuckerentzug kann Kopfschmerzen als Entzugserscheinung auslösen. Die Kopfschmerzen verschwinden in der Regel nach 3 Tagen wieder, in manchen Fällen können sie bis zu einer Woche anhalten. Achten Sie darauf, die empfohlene Menge Flüssigkeit zu sich zu nehmen, dies wirkt sich auch positiv gegen die Kopfschmerzen aus.

Ich habe mir Wurst gekauft und zu Hause festgestellt, dass darin Zucker verarbeitet wurde. Darf ich die Wurst trotzdem essen?

In fast allen Wurstsorten ist Zucker zur Konservierung verarbeitet. Bis maximal 3-5% Zuckeranteil ist OK. Liegt der Zuckeranteil höher, verzichten Sie besser auf die Wurst. Achten Sie besonders bei Salami auf den Zuckergehalt, manche Sorten enthalten zu viel Zucker.

Sind laktosefreie Milchprodukte erlaubt?

Laktosefreie Milchprodukte sind nicht unbedingt zuckerfrei und deshalb nicht erlaubt.

In der Werbung wird oft mit laktosefreien Produkten geworben. Aber Vorsicht! Laktosefrei bedeutet nicht unbedingt zuckerfrei. Bei diesen Produkten wird die Laktose oft durch ein Enzym (Laktase) in die Zucker Galactose und Glucose gespalten. Dadurch ändert sich nur die Art des Zuckers, der von manchen Menschen besser aufgenommen wird als Laktose (Milchzucker).

Warum darf ich keine Zero- oder Light-Getränke zu mir nehmen, sie haben doch keine Kalorien?

Es gibt eine Vielzahl von verschiedenen Süßungsmitteln, die eine unterschiedliche Wirkung auf den Körper haben können. Man kann zwar davon ausgehen, dass diese Mittel keinen direkten Einfluss auf den Insulinspiegel haben, dennoch kann der süße Geschmack dieser Mittel dem Gehirn signalisieren: „Jetzt kommt Energie in Form von Zucker." Bleibt dann die Energiezufuhr aus, kann das ein Hungergefühl auslösen und man isst mehr als man sollte.

Deshalb verzichten Sie besser an 6 Tagen der Woche auf diese Getränke und auf Produkte mit Süßungsmitteln.

Wie sieht es mit Stevia aus?

Auch Stevia zählt zu den Süßungsmitteln und sollte vermieden werden.

Darf ich zuckerfreien Kaugummi kauen?

Nein, auch zuckerfreier Kaugummi kann durch die Süßungsmittel ein Hungergefühl auslösen.

Mein Arzt hat mir Tabletten verschrieben. Seit dieser Zeit ändert sich mein Gewicht nicht mehr bzw. habe zugenommen. Kann das an den Medikamenten liegen?

Ja, manche Medikamente veranlassen den Körper dazu, Wasser einzulagern, andere Medikamente haben Einfluss auf den Stoffwechsel oder Hormonhaushalt und können sich somit negativ auf das Gewicht auswirken. Zu Risiken und Nebenwirkungen lesen Sie die Packungsbeilage und fragen Sie Ihren Arzt oder Apotheker. Setzen Sie auf keinen Fall selbstständig Medikamente ab, die Ihnen der Arzt verschrieben hat.

Darf ich von den erlaubten Lebensmittel soviel essen wie ich möchte?

Nein, achten Sie auf Ihr Sättigungsgefühl. Sie sollen essen, bis Sie satt sind, und nicht soviel essen, wie Sie können, auch wenn es gut schmeckt. Essen Sie langsam und kauen Sie gut. Haben Sie nach der ersten Portion noch Hunger, warten Sie 15 Minuten, bevor Sie sich eine zweite Portion holen. Bis das Signal „ich bin satt" vom Magen zum Gehirn gelangt, dauert es einige Zeit.

Wann ist die beste Zeit zum Wiegen?

Wiegen und messen Sie sich immer einmal in der Woche morgens am Belohnungstag mit nüchternem Magen.

Titel: Lek

Autor: Lung David

ISBN: 978-3-89687-269-2

ASIN: B0087ASNUO

Erhältlich als Taschenbuch:
www.meteve-phuket.com

Als e-Book im Kindle-Format:
www.amazon.de

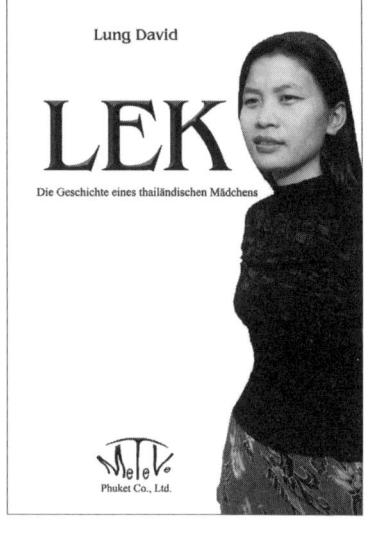

Folgen Sie der Lebensgeschichte von Lek, einem neunjährigen Mädchen, welches von ihren Eltern verkauft wird.

Herausgerissen aus ihrer vertrauten Umgebung führt ihr Weg über ein Bordell nach Bangkok.

Diese Geschichte gibt einen tiefen Einblick in ihre Hoffnungen und Liebe die auf grausame Weise von Gewalt, sexuellem Missbrauch, Drogen und Sex erschüttert wird.

Eindrucksvoll werden ihre Gefühle, ihre Beweggründe und das Leben in Thailand beschrieben.

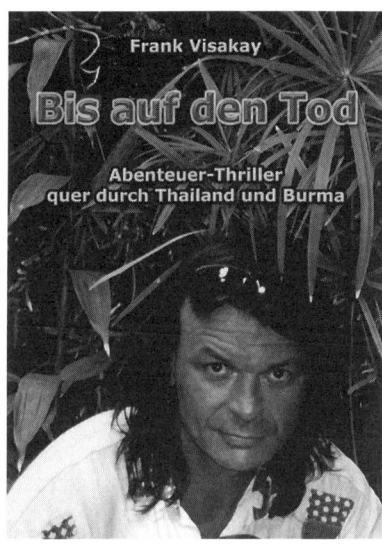

Titel: Bis auf den Tod

Autor: Frank Fisakay

ASIN: B0097BZDHS

Erhältlich als e-Book im Kindle-Format:

www.amazon.de

Der amerikanische Tourist Rick Randal trifft im Urlaub in Bangkok auf Sonia, ein schönes thailändisches Mädchen und wird versehentlich in einen Drogendeal verstrickt.

Verurteilt zu fünf Jahren Gefängnis stimmt er zu, mit Police Lieutenant Jipthep undercover zu gehen, um die Quelle der Amphetamine zu finden.

Der Weg führt sie aus den Slums von Klong Toey in Bangkok zu den Bergen von Chiang Mai und Burma.

Auf dem Weg versucht jemand Rick zu ermorden. Finden Sie heraus warum, in diesem rasanten Abenteuer-Thriller.

Titel: Wer nicht hören will, muss fühlen!

Autor: Dennis Hage

ISBN: 978-3-89687-056-8

ASIN: B008DM466Q

Erhältlich als Taschenbuch:
www.meteve-phuket.com

Als e-Book im Kindle-Format:
www.amazon.de

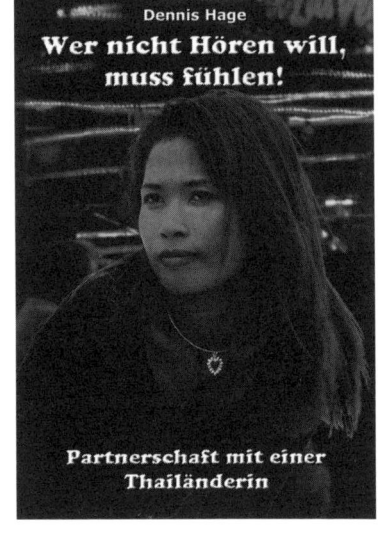

In diesem Buch werden unterschiedliche Denkweisen, Lebensarten und unüberbrückbare Gegensätze zwischen deutschen Männern und thailändischen Frauen verdeutlicht. Es wird geholfen, das geistige Niveau und die menschlichen Qualitäten einer Thailänderin richtig einzuschätzen, wodurch Sie in der Lage sein werden, unkluges und selbstzerstörerisches Verhalten zu vermeiden. Lernen Sie aus den Fehlern anderer und führen Sie eine glückliche Partnerschaft mit einer Thailänderin.

Ein Muss für alle die eine Thailändische Frau/Freundin haben oder haben möchten.

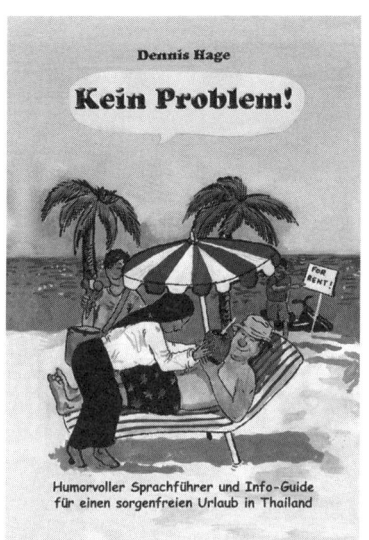

Titel: Kein Problem

Autor: Dennis Hage

ISBN: 978-3-83591-097-3

ASIN: B009NX7Y90

Erhältlich als Taschenbuch:
www.meteve-phuket.com

Als e-Book im Kindle-Format:
www.amazon.de

Humorvoller Sprachführer und Info-Guide für einen sorgenfreien Urlaub in Thailand.

In Thailand funktioniert vieles nicht zu unserer Zufriedenheit. Auf Grund einer fast nicht möglichen Verständigung sind wir in Thailand oft unangenehmen und gefährlichen Situationen hilflos ausgeliefert.

Mit diesem einmaligen Sprachführer zur Problemvorbeugung werden Sie in der Lage sein, die landestypischen Probleme, Pannen und Belästigungen erst gar nicht entstehen zu lassen. Wie unglaublich die Situation auch sein mag, bleiben Sie immer ruhig und freundlich! Nehmen Sie diesen Sprachführer zur Hand und sagen sie auf thailändisch und mit netten, klaren Worten, welches Verhalten Sie erwarten und wie Sie in Ihrem Urlaub zufriedengestellt werden wollen.

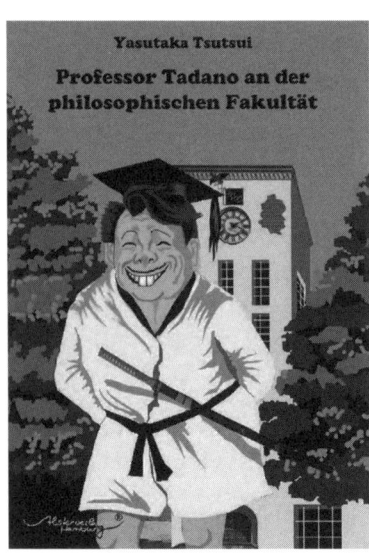

Titel: Professor Tadano an der philosophischen Fakultät

Autor: Yasutaka Tsutsui

ISBN: 978-3-941808-03-4

Erhältlich bei:

www.alster-verlag-hamburg.de

und im Buchhandel

Der 1934 in Japan geborene Schriftsteller Yasutaka Tsutsui versteht es auf geistreiche und oft provozierende Weise immer wieder Aufmerksamkeit zu erregen. Mit vielen Preisen ist er für seine Werke -die meisten gehören der Science-Fiction-Literatur an- ausgezeichnet worden.

Zu heftigen Kontroversen führte sein jetzt in deutscher Übersetzung vorliegender Roman „Bungakubu Tadano Kyôju". Hinter dem Titel verbirgt sich eine Mischung aus Wissenschaft und sarkastischen Elementen. In satirisch schonungsloser Art nimmt er die Universitäten aufs Korn. Welche Machenschaften, welchen Neid, Hass und Unverstand innerhalb des akademischen Kollegiums muss ein Gelehrter in Japan (und auch wohl andernorts) aushalten können! Welche Ängste jagen durch Flure, Hörsäle und Seminarräume! Wie verschlungen sind die Wege, die endlich zu einer Berufung als Ordinarius führen! Hauptperson ist Tadano, Professor mit dem Spezialgebiet „Literaturkritik" in der anglistischen Abteilung einer bedeutenden Universität.

Wie ein roter Faden ziehen sich seine schon etwas überalterten Vorlesungen durch den gesamten Roman hindurch. Gelehrsamkeit ist gepaart mit humorvoller Selbstkritik oder erbarmungsloser Beurteilung von Kollegen aus Vergangenheit und Gegenwart. Ausgewählte Gedanken aus dem Werk Martin Heideggers und ein durchgedrehter, wild um sich beißender Dozent... Das alles und noch vieles mehr bilden den Inhalt des Buches, das schon viele hunderttausend Leserinnen und Leser beschmunzeln durften. Und als sich am Ende herausstellt, wer sich hinter Professor Tadano wirklich verbirgt, ist das Vergnügen oder aber auch die Verzweiflung komplett.

Titel: Meine Finken & ich

Autor: Jens Müller

ISBN: 978-3-941808-01-0

Erhältlich bei:

www.alster-verlag-hamburg.de

und im Buchhandel

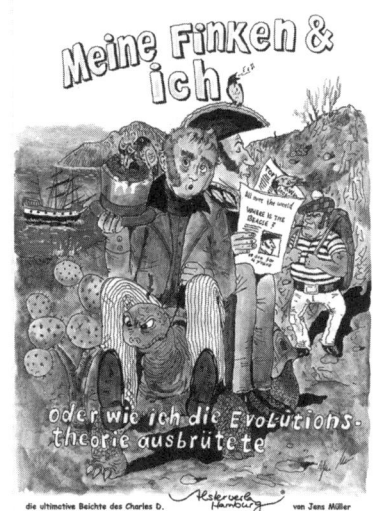

Kundenrezensionen:

Wissenschaft kann nicht nur spannend, sondern auch fröhlich sein. Das hat Jens Müller mit seinem Comic über Darwin gezeigt. Ein so unterhaltsames und zugleich sachlich korrektes Buch würde man sich als Einführung auch in andere Wissensgebiete wünschen. Ich verdanke dem Buch nicht nur die Wiederauffrischung von ehemals einmal Gewusstem, sondern auch neue Erkenntnisse. Und bei all dem habe ich oft schmunzeln und auch herzhaft lachen können. Wo findet man schon eine solche lebensfrohe Kombination verschiedener Gehirnaktivitäten? Jedem gönne ich dieses Vergnügen, besonders auch Jugendlichen, die einmal auf eine sehr originelle, ganz andere Weise an einen Lehr- und Lernstoff herangeführt werden, der unbedingt zur Allgemeinbildung gehört. Jens Müller hat mit großer Kompetens etwas Wunderschönes geschaffen. Das alles ist, um mit Thomas Mann zu sprechen, „buchenswert".

Titel: Dornröschen und der verlorene Sohn

Autor: Axel Denecke

ISBN: 978-3-941808-02-7

Erhältlich bei:

www.alster-verlag-hamburg.de

und im Buchhandel

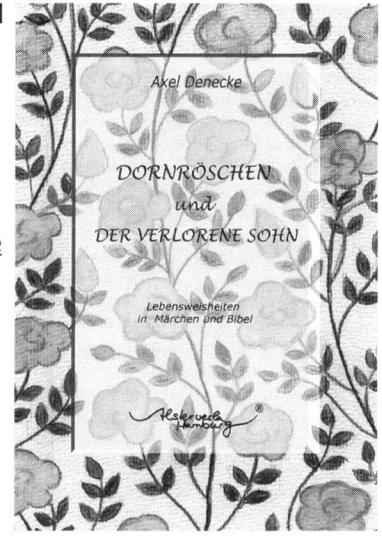

„Kinder brauchen Märchen", sagte einst Bruno Bettelheim. Auch „Erwachsene brauchen Märchen", gerade Erwachsene, lautet die These des Autors. Und noch mehr als dies:
Erwachsene brauchen die ‚Weisheit der Märchen' in Verbindung mit der ‚Weisheit der Bibel'. Denn so wie die Märchen von der „Weisheit des Lebens in der Begegnung zwischen Mensch und Mensch reden", so redet die Bibel in gleicher Weise von der „Weisheit des Glaubens in der Begegnung von Mensch und Gott". Und oft begegnen und verwickeln sie sich dabei in ganz überraschender Form.
Über 25 Jahre hat sich Axel Denecke mit den inneren Zusammenhängen von deutschen Volksmärchen und archaischen biblischer Erzählungen beschäftigt. Mehr als fünfzig „Märchen-Bibel-Interpretationen" sind in dieser Zeit entstanden, wurden in Osnabrück, Hamburg und Hannover sowie auf vielen Kirchentagen präsentiert.
In diesem Buch werden zwölf seiner in den letzten zehn Jahren entstanden Märchen-Bibel-Interpretationen veröffentlicht. „Dornröschen" und der „verlorene Sohn" -Titel des
Buches- mögen auf dem ersten Blick nichts miteinander zu tun haben. Aber eben nur auf der ersten Blick. Doch wenn man genauer und tiefer hinschaut, dann …

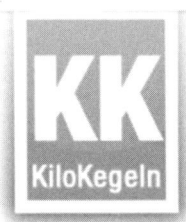

Onlineprogramm auf der Basis von SlowCarb

Über 60% der Männer und über 50% der Frauen in Deutschland leiden unter ihrem Übergewicht!

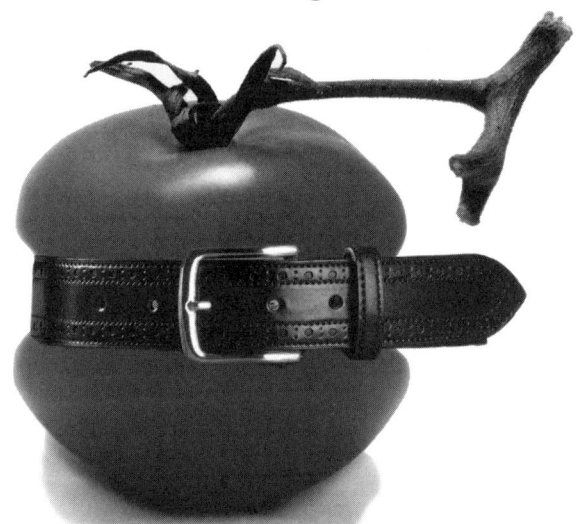

UNTERNIMM WAS!

www.**KiloKegeln**.de

Rezepte, Motivation, Hilfestellungen u.v.m.